Fátima Oneca de Miguel

PUNTO FINAL A LA ANOREXIA Y PUNTO Y SEGUIDO A LA VIDA

EDITORIAL MINTZOA

EDITORIAL MINTZOA S.L.
Avda. Navarra 5, Of. 2. Iruña (Navarra)
Tfno. 948 25 30 85 / 25 01 19 Fax

Fátima Oneca de Miguel

PUNTO FINAL A LA ANOREXIA Y PUNTO Y SEGUIDO A LA VIDA

EDITORIAL MINTZOA

Título:
PUNTO FINAL A LA ANOREXIA Y
PUNTO Y SEGUIDO A LA VIDA

Autora:
FÁTIMA ONECA DE MIGUEL

Editorial:
MINTZOA S.L.
Avda. Navarra 5 - oficina 2. 31012 Pamplona.
Tfno: (948) 253085 Fax: (948) 250119

Portada:
HORIXE DISEÑO

I.S.B.N.: 84-85891-73-2

Depósito Legal: NA 2108/99

Fotocomposición y Fotomecánica:
SERINTE preimpresión
Avda. Marcelo Celayeta, 75. Tfno.: 130277. Fax: 132739
e-mail: serinte@cin.es
RDSI (ftp) 948 13 66 82

Impresión:
GRÁFICAS IRATXE

Prólogo

El acercamiento a los sentimientos íntimos de un individuo supone siempre una invitación a la reflexión, pero ésta se exige mucho más profunda cuando lo que se comunican son experiencias dolorosas. Tras la lectura atenta de este libro nadie se puede quedar indiferente. Tampoco se nos oculta el verdadero sentido que ha movido a la autora a dar a conocer sus vivencias a lo largo de su enfermedad.

Se trata de una aportación personal, generosa, para contribuir, en la medida de sus posibilidades, a que no se repita su historia en otras adolescentes. Se plantea dar a conocer cómo aparecen estos trastornos, cuáles son sus síntomas, su evolución y sobre todo, cómo se desarrolla el proceso "desde dentro". Es la visión de la enfermedad vista desde el interior.

La mejor aportación de esta obra, a mi entender, consiste en el mensaje que contiene. Mensaje positivo, de esperanza. Además la autora ofrece una visión optimista, sin omitir las dificultades y exigencias que el proceso de curación lleva consigo, pone de manifiesto la importancia de contar con la colaboración de todos (familia, amigos, profesionales...) para salir adelante. Se recogen consejos y advertencias para facilitar la recuperación y sobre todo, se enfatiza en la necesidad de pedir ayuda, actitud imprescindible para una resolución definitiva.

Los profesionales que día a día nos enfrentamos a tantas cuestiones muchas veces todavía sin resolver, no podemos dejar de agradecer el esfuerzo y el interés de quienes, conociendo la enfermedad tan de cerca, quieren dejar patentes sus testimonios.

Pilar Gual García

GRACIAS...

A mis padres, cuyo sufrimiento y preocupación me hicieron reaccionar y afrontar la enfermedad. A través de su cariño y amor encontré el mayor estímulo y la más grande de las motivaciones para superar la ANOREXIA.

A mis hermanos y familia que me apoyaron y animaron en todo momento.

A mis amigas que con su paciencia y dedicación consiguieron alimentar mi autoestima.

A las enfermeras, estudiantes en prácticas, doctores, y muy especialmente a la Dra. Gual, que me ayudaron a aceptar la enfermedad y lo que es aún más importante, a mí misma.

A mis compañeros de la 4ª Planta, en los que hallé consuelo, comprensión y amistad.

A mi novio, con quien he aprendido a saborear la vida y cuyo amor me ha hecho descubrir lo que erroneamente busqué y no encontré en la delgadez: LA FELICIDAD.

DEDICATORIA ESPECIAL

A la memoria de mi tío Ignacio, "Ito", que dejó un gran vacío en nuestros corazones cuando nos dijo "Adiós". Todavía lo sentimos entre nosotros. Me hizo un gran regalo sin saberlo.

Tuve la suerte de haberle conocido, de haberme reído, de haber llorado y haberme preocupado, con él. De todo corazón, un profundo y sincero GRACIAS *y ...*

...a todas las personas que soñaron con la vida buscando la delgadez, y sin quererlo, encontraron la muerte.

Índice

Capítulo I

DESCUBRIMIENTO DE MI ANOREXIA

ACERCAMIENTO A LA ENFERMEDAD

Mi nombre es Fátima.

Soy una de tantas y tantas jóvenes que caemos en una enfermedad tan dañina física y psíquicamente, que te preguntas: ¿llegará a curarse totalmente? ¿no dejará secuelas irreversibles?. Soy tan solo una enferma más.

No tengo respuestas para algunas preguntas, pero a cambio puedo y quiero aportar mi experiencia, deseando con ello poder ayudar al enfermo, familiares, gente de su entorno o a posibles futuras anoréxicas.

Creo haber vivido y haber visto vivir lo suficiente como para exponer mi testimonio. En el libro me notaréis pesimista, sin embargo hoy lo veo con ojos de optimismo total. Tengo muchos puntos a mi favor para querer salir de la Anorexia.

Lo primero es decidir si realmente se quiere seguir viviendo o la vida ha dejado de tener sentido para ti. Es algo para pensarlo detenidamente. Todos tenemos algo por lo que luchar, no tiene por qué ser un motivo importante, simplemente, tienes que querer formar parte de la vida.

Creo que escribir este libro será para mí una especie de terapia, y para los lectores otra forma de ver la vida.

La vida a través de una anoréxica, no es ni parecida a la que tiene cualquier otro joven, es mucho más compleja, tormentosa... distinta. Mi vida ha cambiado radicalmente desde hace dos años, cuando empecé a adelgazar, sin control médico; ése fue mi primer gran error.

Perdí treinta kilos en escasos meses. Mi cuerpo había cambiado, mi mente también. Siempre fui más bien gordita. Tenía muchos complejos debido a éso; complejos que todavía hoy no han desaparecido, esta enfermedad no te lo permite.

Mis padres, amigas, compañeros de trabajo, conocidos, familiares... todos ellos se dieron cuenta de que algo fallaba, algo no iba bien. Había perdido más de lo que debía, y seguía perdiendo. Sin yo saberlo, ni admitirlo, acababa de caer en la Anorexia, palabra de la que ya había oído hablar, sin llegar a imaginar, ni por lo más remoto, que un día, iba a estar relacionada conmigo. ¡Y de qué modo!

Creo que la mejor forma de que empecéis a conocer la enfermedad, es a través de un artículo que escribí en el Diario de Navarra, el 20 de Noviembre de 1996 y que me fue publicado en la sección, CARTAS AL DIRECTOR.

Desde estas líneas les muestro mi agradecimiento. Hoy sé, que aquella carta fue muy leída y comentada por mucha gente, y conseguí mi propósito; dar a conocer más la Anorexia.

Decía así:

Terrible enfermedad. Todo lo que se ha dicho de ella en los distintos medios de comunicación es la mínima parte de la verdad. Sí, cierto que cada día se sabe más sobre la anorexia, pero eso es porque cada vez los jóvenes la padecen desde muy temprana edad.

Yo he sufrido y he visto sufrir como nadie puede llegar a imaginarse por culpa de tan absurda enfermedad. Absurda vista desde fuera.

Necesité casi un mes para darme cuenta de lo que todos sabían y yo ignoraba.

La anorexia me había atrapado. Tengo 23 años y como he expuesto antes, pasé 29 días ingresada en una clínica, once de ellos con sonda, y dieciocho botellines. Yo salí, pero todavía hay gente, jóvenes luchando por sus vidas día a día, con un coraje que muchos envidiarían, con unas ganas de vivir impresionantes, aunque por desgracia, también algunos parece han dado por perdida tan importante batalla.

Tanto a unos como a otros les animo a seguir la lucha. No os dejéis vencer por la anorexia.

Ingenua de mí, antes de ingresar, pensaba que este tema nada tenía que ver conmigo, y que lo ponían peor de lo que en realidad era ¡Qué equivocada estaba!

Una vez ingresada, mi mentalidad cambió totalmente. Era otro mundo. Es una enfermedad que ni tú misma entiendes.

La anorexia ha sido creada por la sociedad. Las famosas dietas milagro, las modelos de portada... lo más trágico es que esta sociedad sólo acepta a gente delgada, muchos de ellos anoréxicos. Si la sociedad la ha creado, igualmente tiene que destruirla.

No se puede permitir que la anorexia se cobre una sola vida más. En espera de que desaparezca esta enfermedad seguiré luchando para no recaer.

Quisiera mandar recuerdos a toda la planta de psiquiatría de la Clínica Universitaria, y decirles que no cesen en la lucha.

Si yo gané la batalla a la anorexia, vosotros también podréis hacerlo. Está en vuestras manos.

Hubo muchos conocidos que me felicitaron. Nunca imaginé que tuviera tanta repercusión en mi entorno.

Algunas de mis compañeras y amigas anoréxicas no se explicaban como pude atreverme a mandar la carta. Me comentaban que ellas se sentían incapaces de hacer algo así. Me extrañé. Había vivido una experiencia muy dura y creí que con mi escrito podría ayudar a muchas personas. No me lo pensé dos veces. Deposité mi carta en el buzón y recé para que se publicara. Mis rezos fueron escuchados. Nadie sabrá nunca lo que sentí al ver la carta publicada en el "diario", sabiendo que la iba a leer, aunque sólo fuera por curiosidad, mucha gente. Sentí orgullo. En veintitres años fue la primera vez que realmente me sentía orgullosa por algo, orgullosa de mí. Creí haber vencido la enfermedad, que mi pesadilla había llegado a su fin. Por desgracia, sólo había comenzado a hacer su aparición.

Mes y medio después de salir de la clínica, volví a ingresar, esta vez, mucho, mucho peor. Durante ese período estuve luchando para no tener que pasar por lo mismo.

No lo logré. Esta vez la enfermedad fue más cruel conmigo, dando paso a otra enfermedad muy parecida, y a la vez, muy distinta; la bulimia.

ANOREXIA-BULIMIA

Lo más importante, una vez llegado a este punto, es diferenciar la Anorexia de la Bulimia. Los expertos concretarían más sobre el tema, dándoles nombres más complejos. Yo sólo puedo hablar de lo que he vivido y observado.

A) Anorexia

1. Pérdida desmesurada de kilos. Aumento de actividad, gimnasia. Manos frías, pérdida de pelo, utilización de diuréticos y laxantes, en algunos casos, vómitos...

2. Imagen corporal propia, irreal.

3. Alegría desbordante ante la pérdida, no ya de kilos, sino de gramos.

4. Cambio de carácter:

   Te muestras más sensible, irritable, introvertida.

5. No aceptación ni corporal ni moral.

   No te gustas. Quieres cambiar.

   Más pérdida de peso.

6. Sabes que algo ocurre, pero la palabra Anorexia no la haces tuya, es todavía ajena a ti.

7. Preocupación de los padres.

Primera visita médica: Te reconocen la enfermedad.
Asombro e incredulidad de tu parte.

8. Aceptas la Anorexia.
   Aunque hay gente que nunca llega a este punto.
9. Te pones en tratamiento.
10. Largo y duro proceso de curación.

B) Bulimia

1. Ganas incontrolables de comer, bollería, repostería, caramelos, dulces...
2. Vómitos provocados.
3. Sentimiento de malestar, repugnancia al vomitar, después de realizarlo.
4. Satisfacción por lograrlo, en mitad de la acción.
5. Culpabilidad una vez hecho. Sentimiento difícil de describir.
6. Por un lado te sientes culpable por no haber podido evitar el atracón.
7. Te sientes sucia una vez que has comido todo lo que estaba a tu alcance. Te sientes basura. No tienes control sobre ti, sobre tus actos. No eres tú.

8 Sientes gozo cuando ves que puedes vomitar todo lo que comes.

9 Gran preocupación, rabia e impotencia cuando quieres vomitar y no lo consigues o tardas en hacerlo.

10 La próxima vez te autocontrolarás. Llegas incluso a pensar que estás curada... engaño.

11 No te sientes persona:

AUTOCOMPASIÓN
BÚSQUEDA DE AYUDA: Reconocimiento de la enfermedad.

TRANSFORMACIÓN FÍSICA Y MENTAL DE UNA ANORÉXICA. COMO LLEGUÉ A LA ANOREXIA

Es increíble todo lo que ocurre en la mente de una anoréxica. Ni los propios médicos tienen total acceso a este punto. No ya porque no confíes en ellos, sino porque es muy complejo, inexplicable, ...absurdo.

Para mi extrañeza y vergüenza debo reconocer que cuando me encontraba con 72 kilos, sentía una envidia insana por la fuerza de voluntad que demostraban tener las anoréxicas.

Me preguntaba una y otra vez cómo eran capaces de dejar de comer. Hoy me avergüenzo de mis pensamientos. Aunque es triste, debo reconocer que prefería, y deseaba ser anoréxica, antes que seguir como estaba. Hoy me daría de bofetadas por pensar de aquel modo.

Yo entonces sabía lo que era ser anoréxica superficialmente, por la prensa, televisión... De igual manera, padeciéndolo en mis propias carnes, sabía lo que era ser gorda.

Las personas de mi entorno me recomendaban seguir un régimen, una dieta baja en calorías, para rebajar esos kilos de más, que me afeaban, y me deprimían, hasta el punto, de llegar a encerrarme en mi casa, y dejar de existir para el resto del mundo.

Me miraba en los espejos, y me repugnaba lo que se reflejaba en ellos. Llegaba el cambio de temporada, y con él, el cambio de vestuario. La ropa de un año, no me valía para el otro, o dicha ropa había encogido misteriosamente mientras permanecía oculta en el fondo del armario, o algo más probable, mis medidas habían sufrido una variación, cómo no, hacia arriba.

Tormentosa y odiosa búsqueda de ropa, que me gustara mínimamente y me sentara bien. Llegué a la conclusión de que "las modistas las prefieren delgadas".

Me veía fuera de lugar ante las tallas 38 a la 42, las normales de una tienda. Mi conclusión fue la siguiente, la gran mayoría de las jóvenes del mundo debían ser delgadas. En mi cabeza no encontraba razones para que sólo hubiese tales tallas en todas las tiendas recorridas, que por supuesto, no eran pocas. Solución, Régimen......

Todo comenzó a mis veintiún años. El alma se me caía a los pies. Me daba pena a mí misma. Me recluía en casa, y sin yo saberlo, me autodestruía.

Empecé el que, inesperadamente, iba a ser mi último régimen. Hasta esa edad, había comenzado muchas veces dietas, que cómo no, nunca llegaban a su fin.

Esta vez, es algo que todavía me sorprende, era la que menos ganas puse en el intento, ni siquiera iba apuntando los gramos perdidos, ni me pesaba diariamente. El cambio que se había producido fue crucial.

Más que adelgazar, mi obsesión era no aumentar de peso, con el consiguiente aumento de talla.

Me alegraba cuando mi peso marcaba menos de 72 kilos, pero era prudente. Pensaba que lo recuperaría con gran rapidez.

De ahí a los 41 kilos, hubo un paso. Cuando vi que mi cuerpo cambiaba, y no volvía a coger los kilos perdidos, no me lo creía. Pensaba incluso que el peso estaba mal. Mi ilusión por ir bajando de peso aumentaba con cada kilo que perdía.

"Mi meta" siempre fueron los 48 kilos, en todos los regímenes que había comenzado. Creí ser "otra". Por primera vez en mucho tiempo, llegaría a ser feliz.

De los 72 a los 58 kgs. apenas había notado el sacrificio de comer menos.

En los 58, como suele ocurrir, me estanqué. Quería perder más. Llegar a mi meta.

No solo había que dejar los dulces y la bollería, sino también otros alimentos. Cada vez más notaba que no los necesitaba, podía pasar perfectamente sin aquellos alimentos

Mis padres, primero alertados, ahora mostraban su temor, su miedo.

Algo grave le ocurría a su hija, no era la misma. Ya no era aquella chica tímida, temerosa del mundo, que había tenido kilos de más. Ahora tenían ante ellos una chica, alegre, contenta, satisfecha. Cada kilo que perdía era para mí una satisfacción, un logro, un mérito....

Confusa, notaba que me estaba sucediendo algo que se me iba de las manos, pero no sabía qué era. Decrépita, aunque todavía no me daba cuenta, me había convertido en huesos y piel. Inquieta, mis ganas de salir eran mayores. Malhumorada, no encontraba explicación a ésto. Ahora me doy cuenta que se debía al cúmulo de todas las demás cosas.

Hubo algo que no supieron apreciar, mi cambio de carácter.

Comencé a tener miedo. Mi alegría por cada kilo perdido, se había convertido en una auténtica obsesión. Al principio me pesaba una vez cada tres días, luego diariamente, ... hasta pesarme todos los días después de cada comida. Cada gramo engordado me hacía enfurecer, sentirme gorda; por contra, cada gramo que adelgazaba ya no me alegraba, se había convertido en mi deber. Debía adelgazar cuanto más mejor.

Debía demostrarme a mí misma que podía hacerlo, que la comida ya no era para mí problema alguno, que no era importante en mi vida.

Debía demostrar algo, pero no sabía muy bien el qué.

Temía las horas de las comidas, se habían convertido para mí en un verdadero suplicio, trataba de esquivarlas.

Tengo que destacar aquí, que me encontraba viviendo ya en mi propia casa y que las comidas las realizaba en casa de mis padres.

Otro punto importante es que estaba trabajando en la empresa de mi padre. Soy administrativa.

Trataba de hacer mis labores de empresa lo mejor posible. Mi tiempo de trabajo rentabilizarlo al máximo. Hacer mi tarea encomendada en el menor tiempo posible, y además hacerlo bien.

Era muy exigente conmigo misma. Siempre debía tener tarea para realizar, y de hecho, siempre la tenía.

Nunca acababa para mí el trabajo, diez, once ... doce horas diarias no me bastaban. No paraba nunca, ni para almorzar, ni para tener un descanso. Debo reconocer que el trabajo me gustaba, pero pasó a convertirse en otra obsesión... un punto de escape.

Había dejado de desayunar, no almorzaba, comía un sólo plato al mediodía. Normalmente ensalada.

Volvía a trabajar y hacía merienda-cena, entre las 9 y las 10 h., siempre algo de fruta. Eso era todo lo que comía.

Se había convertido en una cosa normal, no le daba la menor importancia. Para mis padres fue la gota que colmó el vaso. Realmente estaba enferma.

No puedo hablar por mis padres. Aunque intento imaginar lo que debieron sentir, por más que quiero, no puedo ponerme en su lugar. Ellos como padres han sufrido, y están sufriendo, de distinta forma pero no menos dolorosa que la mía. Tampoco, por mucho que quieran, pueden llegar a sentir, ni de lejos, el sufrimiento que llevo conmigo diariamente.

Son dolores distintos, distintas pesadillas, al fin y al cabo, se acaba convirtiendo en éso, en una terrible, larga, e inquietante pesadilla.

Intentaban hablar conmigo, convencerme de que estaba jugándome la vida por mi insistencia en seguir bajando peso. Yo ya no entraba en razones. Con 41 kilos, toda la gente conocida me decía que estaba demasiado delgada. Pensaba que todos estaban en un error. Me seguía viendo gorda, enormemente gorda.

Debo aclarar que, hasta llegar a 41 kg. que ha sido mi peso mínimo, hubo mucha gente, no sólo mis padres y hermanos, que me avisó que ya había cruzado el límite. Me había pasado en "mi régimen", que no era tal.

Yo les veía a todos como un verdadero incordio. Ahora me doy cuenta que eran personas que se preocuparon por mí, que querían abrirme los ojos. Entiendo que a las personas ajenas a la enfermedad, todo ésto les suene muy fuerte, o no se lo acaben de creer. Tristemente, todo ocurrió tal como lo cuento. Cuando alguna amiga se me acercaba y me decía que estaba muy delgada, pensaba, ¿estará loca?

Mi recorrido por las tiendas no resultó como yo esperaba. Esos espejos odiosos que antes mostraban mi cuerpo tal como era, ahora eran mucho más peligrosos y crueles. Veía mi cuerpo como antaño, deforme, gordo. Intentaba alejarme de los espejos, pero el intento era fallido, espejos hay muchos por todas partes.

Aquellas mismas dependientas que antes me recomendaban perder peso, ahora me recomendaban aumentarlo. ¿Estaba todo el mundo loco, o ... era yo la loca?

Mis padres, después de muchas e intensas charlas, consiguieron que me viese una doctora, especialista en psiquiatría.

La verdad es que a esa doctora, llegué a través de mi médico de cabecera, todo ello, en una clínica privada, que, una vez hablado con mis padres, y tras haberme visto, recomendó que me hiciesen unos análisis. Dichos análisis demostraron mi carencia de hierro, proteínas ... de todo lo vital para considerarme sana.

No sé todavía como lo hicieron, pero consiguieron, lo que para mí iba a ser un gran paso, tal vez, mi salvación.

Fui a la consulta de la doctora. Me mostraba reacia a admitir que me ocurría algo, creía que aquello no iba a servirme para nada, pero, si mis padres iban a estar más contentos, y esperanzados, no iba a fallarles. Ahí me tenía la doctora reacia a hablar, a la defensiva, esperando que el tiempo de la visita médica acabase, y poder marcharme a casa. Me hizo muchas preguntas, a las que, contestaba sin ganas, y temerosa.

– ¿Me veía gorda?.

– ¿Quería adelgazar más?.

– ¿Qué pretendía con ello?.

– ¿Cómo empezó todo?.

Acoso de preguntas, a las que trataba de responder, en el menor tiempo posible.

Quiero ser franca, respondí a todas aquellas preguntas tímida y sinceramente, menos a una de ellas. Hoy, mis padres lo saben, la doctora no.

Era, si había utilizado laxantes, diuréticos, o había vomitado alguna vez. La respuesta que di, un tajante NO, "me sentía avergonzada, no acostumbro a mentir".

La verdad es que nunca llegué a usar laxantes, ni diuréticos, pero vomitaba después de cada comida, la poca lechuga, fruta o el yogurt que comía. Devolvía hasta el agua que bebía.

Después de aquella consulta nacieron constantes y no queridas visitas médicas. La segunda fue peor. No hablé con la doctora. No vi a ningún médico. Éramos unos test y yo. Más de seiscientas preguntas y más de cuatro horas sin despegarme de aquellos papeles.

Tenía unas inmensas ganas de largarme de allí. Quería huir de todo aquello que estaba empezando a tomar forma para mis padres, para la doctora, pero no para mí. Seguí negando la misma pregunta una y otra vez. Yo no vomitaba. Casi llegué a creérmelo. Acabé los test. Nervios. Había que esperar el siguiente paso.

No se hizo esperar. Nueva cita con la doctora. Primera semana en la que se me hacía seguimiento del peso. Sólo hicieron falta tres semanas. Cada vez que me pesaban, mi peso había bajado un kilo con respecto a las anteriores veces. Me habían amenazado con ingresarme. Eso lo veía muy lejano, no ocurriría nunca.

Sucedió el veintiséis de septiembre de 1996.

Me ingresaron en la clínica por vez primera. Lo que la doctora habló con mis padres, fue secreto entre ambos, hasta hace poco.

Era una planta psiquiátrica. No sólo iba a haber gente con mi misma enfermedad, iba a haber gente con depresión, bulimia, esquizofrenia. Yo, en mi mente, no era anoréxica, las anoréxicas estaban todas muy delgadas, y yo estaba gorda.

Cuando me habló del ingreso, creí alucinar: ¿de qué estaba hablando? ¿Para qué tenía que ingresar?

En aquella fecha, creyendo que la doctora cometía un grave error, ingresé. "Yo no era anoréxica".

No entré nada convencida, sólo quería dejar de escuchar los consejos, las súplicas de mis padres para que comiese. Quería que su sufrimiento por mí, fuese menor.

El día anterior al ingreso, cuando preparé el bolso, lo hice convencida de que mi estancia en la clínica sería de un mes.

No sé el por qué de tal convencimiento, pues la doctora no me había indicado ninguna fecha, ningún plazo, y no tenía ni idea de lo que querían hacerme ahí dentro, ¿qué esperaban de mí?.

Entré totalmente a ciegas. Tuve una ventaja: nunca la vi como "PLANTA PSIQUIATRICA". No reflexioné seriamente sobre lo que aquellas dos palabras significaban. Ingresaba para salir mejor. Iba a estar con más gente, pero cada uno se iba a centrar en su problema, no íbamos a intimar, a contarnos nuestras vidas.

Estaba muerta de miedo, nerviosa. Nunca podré olvidar ese día. Me enseñaron mi habitación, mi armario. Me presentaron a mi compañera, y amablemente recomendaron a mis padres no estar mucho tiempo. Necesitaba ir haciéndome al lugar. Me quedé sola. Era, sin yo saberlo, la cuenta atrás para reconocerme como lo que era: una ANORÉXICA.

Capítulo II

RECONOCIMIENTO DE LA ENFERMEDAD

PRIMERA ETAPA

Mis Primeros Días en la Clínica

Ante todo debo reconocer que soy de las personas que tardan mucho tiempo en integrarse en un sitio nuevo, cuando lo consigo, e incluso de las que no logran esa necesaria integración.

Lo primero que pensé fue en encerrarme en la habitación compartida, y no salir hasta que me avisasen las enfermeras.

Lo que ocurrió nada tenía que ver con mis expectativas. Una enfermera me acompañó a "reconocer" la planta, los sitios principales eran. La SALA DE TERAPIA, donde pasaría todas las mañanas de 10:30 a 1 h. La SALA de la T.V., donde se podía leer, charlar y escuchar música. El COMEDOR, había dos, para los que ocupaban habitaciones compartidas, y para los que estaban en una individual. La SALITA del fondo, más televisión, sofás y más comodidad. El CONTROL, donde se encontraban las enfermeras, y el PESO, donde me pesarían día tras día, mañana tras mañana, inclusive en días festivos.

Una vez reconocida la planta, le llegaba el turno el reconocimiento de los demás enfermos, mis compañeros.

Había gente mayor, pero tuve suerte y pude ver que también había muchos jóvenes, casi todos ellos de mi misma edad. Había gente que me pareció un poco extraña. El choque con otras enfermedades no fue traumático para mí, todo lo contrario, me di cuenta que eran personas como yo, que querían curarse, y al contrario que yo, ellas sí aceptaban su enfermedad, te hablaban de ella con toda normalidad, y te ibas dando cuenta que podías entablar conversación con ellos, aunque tuvieras que suprimir algunos temas, que notabas, les afectaba sobremanera.

Mis nervios se fueron calmando. Mi angustia no. Estaba encerrada en un lugar desconocido, con gente que no conocía, entre enfermeras y doctores, con normas nuevas que, al principio, no quise aceptar. Comiendo cuando no quería comer. Fue un golpe muy fuerte. Todo era distinto, nuevo para mí.

En el exterior, hacía lo que yo quería. Ahí dentro hacía lo que podía (que entonces no era mucho). Era, me di cuenta, otro mundo más seguro, vigilado, controlado y cómodo. Un mundo peligroso al que puedes llegar a acostumbrarte.

Horario

Yo me solía levantar antes de las ocho. Salía de la habitación para no despertar a mi compañera y comenzaba a recorrerme el pasillo, de arriba a abajo, en pijama y zapatillas.

A las 8, 8:15, te daban el cambio de sábanas y toallas. Hacía la cama y esperaba a que viniesen a tomarme las pulsaciones, mirarme la tensión y colocarme el termómetro. A las 8:30 aproximadamente, nos pesaban (a las anoréxicas fundamentalmente, y excepcionalmente a otras personas). A las 9 h., tenías tu desayuno.

Grandes bandejas asomaban ante mí. Miraba el papel; DIETA VEGETARIANA, era la mía, sin lugar a dudas. No estaba acostumbrada a desayunar, no sabía si reír o llorar ¿Pretendían que me comiese todo lo que había en la bandeja? Tenía que haber algún error.

Todo aquello no podía ser para mí. Alguien se había equivocado. Tomé lo mínimo y dejé la bandeja en su sitio. Creí que iba a resultar fácil comer sólo la cantidad que yo quisiese: GRAN ERROR. Una vez dejada la bandeja, las enfermeras te apuntaban, no lo que dejabas, sino lo que comías; azúcar, pan, postre, agua...

Después de cada comida, las anoréxicas debíamos realizar una hora de reposo en la sala de televisión. Resultaba insoportable no poder moverte, te sentías hinchada, necesitabas andar y no podías.

Desayuno, comida, merienda, cena, las puedo definir con una sola palabra: SUPLICIO. No lograba que me entrase toda aquella comida, era demasiado para mí, para mi estómago.

Lo había acostumbrado durante mucho tiempo a unas tristes ensaladas, y ahora querían cambiar éso de forma radical. No podía ser. Aguanté una semana así.

La doctora me amenazaba con ponerme la sonda. Me entró miedo, pero vi que mi estómago era demasiado pequeño y por más que me esforzaba no podía comer más. Yo creía, que aún comiendo poco, estaba engordando. La doctora me sacó de mi error, había perdido peso. Ingresé con 43 kilos. Había perdido dos en una semana.

La sonda estaba ya decidida y preparada. Fue una experiencia que no le deseo a nadie. Nunca en mi vida sentí tal dolor. Es algo indescriptible. Te meten un elemento extraño por la nariz hasta la boca del estómago (según creo).

Primer día con sonda

Dolor, dolor, y más dolor. Te duele la garganta, la nariz, sientes que no vas a poder respirar con aquello metido en la nariz, aquello que te hace comer involuntariamente, que te da las proteínas, calcio, todo de lo que carecía, metido en aquel botellín.

Era un verdadero incordio. Debes manejar tú el aparato, llevarlo contigo a todos los sitios, las veinticuatro horas del día. Se convierte en tu sombra, debes estar atenta a que caiga la dichosa gotita. Impotencia. Nada puedes hacer ya, quieres que te la quiten, crees no poder aguantarlo más, debes ir a control cada vez que veas que el botellín se te acaba.

No hay que preocuparse, enseguida te ponen otro, una vez limpia la sonda con una jeringa de agua, por si se ha quedado en medio alguna partícula que pueda dificultar la caída de la gota. Dudas.

– ¿Cuándo me la quitarán?

– ¿Cómo podré dormir con ella?

– ¿Cómo podré ducharme?

– ¿Cuánto te engorda cada botellín?

– ¿Cuántos botellines me quedan?

Conclusión: Quieres hablar con tu doctora.

Segundo día

Mejora el dolor, manejas con más facilidad el aparato, los problemas estomacales van desapareciendo. Sigues queriendo hablar con la doctora.

Tercer día

Estás algo mejor, mejora tu sentido del humor, y hasta hice bromas con respecto a la sonda. Hablé con la doctora. Había engordado, pero había vuelto a adelgazar. Seguimos con la sonda.

Cuarto, quinto, sexto... Undécimo día
Último día con sonda

Mi carácter había cambiado. Inexplicablemente me mostraba más abierta, alegre, y hasta me permitía el lujo de bromear y dar consejos a las demás anoréxicas.

Había aceptado que necesitaba la sonda. Me estaba devolviendo la vida, que yo, poco a poco, había ido destruyendo.

Las caras de mis padres y amigas al verme el primer día con sonda se sentían impotentes, desoladas, querían ayudarme. No sabían cómo hacerlo.

Al pasar los días y verme mejor, sus caras fueron cambiando gradualmente. Veían que estaba muy animada, que me reía, y hacía reír a las demás. La gente de la planta me apreciaba, y así se lo hacían saber a mis padres, que pudieron comprobar, que no era una casa de locos, sino un lugar al que acudía gente cuyo problema pasaba a convertirse en enfermedad.

Llevando la sonda me conocí a mí misma, supe lo que era, "una ANORÉXICA" que necesitaba ayuda. A partir de entonces todo resultó más fácil.

Una vez quitada la sonda, los tres primeros días comí todo, absolutamente todo, a la fuerza. Las enfermeras, enfermos, e inclusive la doctora, no se lo creían. Ni yo misma sé que me pasó, cómo pude hacerlo.

Pasaban los días, cada vez me costaba menos comer, y conseguí que me entrase algún alimento. Poco a poco las horas de las comidas fueron más llevaderas, menos duras. No sé cómo lo hice. Al cabo de veintinueve días de permanencia en la clínica, me dieron el alta.

Había entrado temerosa. Salía orgullosa (creí haber vencido la enfermedad). Entré con 43 kilos, salí con 46. Entré sin aceptar lo que era. Salí convencida de mi anorexia. Entré con mucho estrés y depresión, y salí sin ambas cosas. Me creía curada. La doctora no me aclaró que había comenzado otro proceso. Mi vida en el mundo exterior, mi desenvoltura en él. Quedaba todavía mucho para decir que yo estaba curada. Salí feliz. Mis padres creían también que había superado lo peor, que todo lo malo quedaba atrás, en el recuerdo, o tal vez en el olvido. Comencé a salir de nuevo, daba paseos largos, tranquilos y relajantes.

Veía el mundo de forma diferente, me sentía capaz de realizar cualquier cosa que desease, de superar cualquier obstáculo que pudiera aparecer en mi vida, podía tomar las riendas de mi vida. Podía sacar cosas positivas de todo lo negativo que me había ocurrido. Creí que había comenzado la etapa más importante, saber disfrutar de lo que la vida me ofrecía.

SEGUNDA ETAPA

Primera recaída. Aparición de la bulimia

Mi vida poco a poco, fue convirtiéndose en monótona, no me llenaba. Aquí apareció el primer gran cambio de mi enfermedad, que yo, por supuesto, no logré entender.

Me seguía viendo gorda. Comía con desgana, pero comía. Salía con las amigas, casi a la fuerza, porque no tenía ganas de nada.

Los primeros días fuera de la clínica me sentía con fuerzas, parecía que me iba a comer el mundo.

Pero inesperadamente algo cambió.

A las noches, sobretodo, sentía grandes impulsos de comer, de comer dulces: palmeras, garrotes, magdalenas... Al principio esos impulsos los pude controlar, pero llegó un día, en que el impulso fue mayor que mi autocontrol.

A partir de entonces comía de noche dulces, no importaba cuántos, pues poco después iban a acabar en el retrete.

Debo reconocer que nunca llegué a las grandes cantidades de comida de las que más tarde oiría hablar, ni me lo comía todo deprisa, de forma convulsiva.

Para mí eso era algo más vergonzoso que antes. Comía a escondidas. Estuviese lloviendo, hiciese frío, o fuese de noche, si yo sentía aquel impulso, me cambiaba e iba a comprar. Siempre hay sitios abiertos, y ya los tenía localizados.

A la tarde, la merienda se hizo un verdadero problema, en cuanto podía, me pegaba un atracón, todo ello con el posterior vómito. No aceptaba la palabra bulimia. Ya fue muy duro el aceptar la Anorexia. Cuando llegué a vomitar sangre, debido al esfuerzo realizado, acudí de nuevo a la doctora. Esta vez sola.

Se acercaba la Navidad y pedí ser ingresada cuanto antes. Todo lo hice a espaldas de mis padres. Acordé con la doctora decirles que había recaído en la anorexia y que debía volver a ingresar.

La Bulimia fue nuestro secreto entre médico-paciente. Ingresé el 23 de Diciembre, mes y medio después del primer ingreso.

Capítulo III

ACEPTACIÓN DE LA BULIMIA

NAVIDADES EN LA CLÍNICA

Me estaba preparando para recibir la llegada de fechas tan señaladas como la NAVIDAD. Soñando con el árbol, con el Belén, viendo la iluminación navideña, anuncios navideños, películas estrenadas en el cine (a lo que soy gran aficionada) acordes con estas fiestas.

Recibí una llamada de la clínica. Disponían de una cama libre. La decisión a tomar era mía, ingresaba o esperaba a que se acabasen las fiestas. Lo cierto es que no dudé mucho, no sólo quería ingresar, lo necesitaba, era mi tabla de salvación para acabar, lo más decentemente el 96 y, comenzar de forma controlada el 97.

El día 23, después de comer, de entregar mis regalos navideños a mis padres y hermana, me reencontré con la clínica, con el mundo que había dejado atrás, apenas si hacía mes y medio.

Para estar en semejantes fechas, pensé que la planta estaría casi vacía, y para mi sorpresa, estaba llena. Había personas a las que ya conocía de la última vez, jóvenes, sobretodo, con los que ya había tenido algún contacto, al visitar a mis amigos del primer ingreso había entablado relación con ellos, y personas a las que conocía tan sólo de vista.

El día 24 no fue como me lo había imaginado. Hubo cena especial, turrón, polvorones, mosto, cantos y charlas agradables alrededor de la cena. Yo comí poco, no probé ningún dulce, no canté. Al principio no tenía ganas de hablar, pero, una vez estuvimos en la salita de la T.V., todos estábamos más contentos. Nos conformamos con muy poco, pero hicimos de ese día, un día diferente al resto.

El día 25 fue muy similar, salvo que recibías visitas, los que podían, ya que las llamadas, las visitas y las salidas, te las autorizaba directamente el médico. Son tres privilegios muy preciados entre los pacientes.

Yo recibí varias visitas, de familiares y amigas, que venían con algo tan propio de esa fecha: un regalo. Me gustan los regalos. Hicieron que me sintiera más normal dentro de las Navidades tan especiales que me había tocado vivir. No puedo, ni voy a quejarme.

En Nochevieja hubo otra cena especial, comimos las tradicionales uvas, y nos quedamos conversando hasta que nos avisaron para ir retirándonos a dormir.

El día 31, resultó bastante angustioso para mí. Había hablado con la doctora y tuve que hacer otra elección. Me ponían la sonda ese mismo día, o esperábamos a Año Nuevo. Yo escogí, malhumorada y sin querer creérmelo, ya que hasta el último momento tuve la esperanza de que se trataba de una broma de la doctora, comer las uvas, y empezar el año acompañada de mi ya "amiga inseparable".

Esta vez el motivo de ponerme la sonda cambiaba en algunos aspectos. Sí, querían que engordase algo, pero había surgido un problema más con respecto a la vez anterior. Por alguna razón, no toleraba ni agua ni ningún líquido. El agua me daba náuseas, no sólo al tomarla, sino al verla.

Yo que había bebido hasta entonces grandes cantidades de agua, no podía entender lo que me estaba sucediendo. Al no beber, los riñones corrían el riesgo de dañarse seriamente, de ahí que la doctora optara por colocarme de nuevo la siempre temida y odiada sonda.

El 1 de Enero, tal como acordé con ella, me pusieron la sonda. Resultó igual de doloroso que la primera vez al metérmela por la nariz, pero los días siguientes no padecía los mismos síntomas. No me dolía apenas la garganta, no tenía problemas estomacales, y ya dominaba a la perfección todo el tema referido a la sonda.

Reconozco que fue una Navidad distinta a todas las demás. No vi las películas que suelen echar en esas fechas, y que tanto me gustan. Me perdí la fiesta de Nochevieja. Me quedé sin disfrazarme. No estuve presente el día de la cabalgata, como siempre solía hacer. No tomé mi acostumbrada copa de champán el día de fin de año. A cambio recorrí toda la clínica, planta tras planta viendo los belenes construidos por los enfermos, enfermeras...

Así fueron mis Navidades. Navidades hospitalarias.

MI BULIMIA DENTRO DE LA CLÍNICA

Iban pasando los días. A mí se me hacían lentos, no acababan nunca. Había hecho un pacto con mi doctora: si tenía ganas de vomitar, avisaría a las enfermeras, y si me había sido inevitable el hacerlo, no debía callarme, debía contarlo sin miedo. A cambio el baño permanecería abierto, cosa que no conseguí en el primer ingreso.

Comprendí la importancia que en esos sitios tiene la sinceridad. Aprendí a pedir ayuda. Ésa era una lección que ya había puesto en práctica en el exterior, cuando fui yo sola a la consulta médica a pedir voluntariamente mi ingreso. Nunca había pedido ayuda a las enfermeras. No tuve que hacerlo más que un par de veces. Cuando me entraban ganas de ir al baño a vomitar, tomaba una tila, o me daban alguna pastilla si las nauseas eran insoportables. Esos días se hacían más largos que nunca.

Durante todo mi ingreso no pensé ni una sola vez en pegarme un atracón. Había control, pero las enfermeras no podían estar en todo y había visto cómo otros enfermos cogían comida a escondidas, o al contrario, según la enfermedad, la escondían entre la bandeja para no comérsela.

Muchas veces las enfermeras no podían evitar esas cosas, pero al final te acababan pillando. Yo no tenía miedo de que me pillasen, sencillamente no sentía una necesidad imperiosa de comer dulces. Era uno de los logros que tenía en mi haber. El otro era no vomitar. Vi cara a cara a la bulimia. La vi reflejada en el rostro de otras chicas. Vi su sufrimiento.

Todas nosotras estábamos de acuerdo en una cosa, es mejor cuando padeces anorexia que cuando padeces bulimia. Motivo, con la bulimia te sientes simple y llanamente basura, sucia. Acepté que junto a la anorexia padecía ahora bulimia. Sabía que el estar encerrada y controlada en la clínica no iba a hacer que ambas enfermedades desapareciesen. El proceso de curación iba a ser muy, muy lento.

Salí el 14 de febrero. La alegría que sentí al dejar la clínica después de mi primer ingreso se convirtió ahora en prudencia.

ANOREXIA Y BULIMIA JUNTAS EL ACERCAMIENTO A PERSONAS CON TU MISMA ENFERMEDAD

Si sufrir por tener anorexia es algo horrible, cuando la anorexia y la bulimia se juntan, es como una bomba.

1º Quieres estar delgada, no puedes permitirte el lujo de engordar un solo gramo.

2º Te sigues mirando en el espejo y sigues viéndote enormemente gorda.

3º No quieres comer. Si no comes no aumentas de peso.

4º Después de comer NECESITAS ir al baño, DEBES vomitar.

5º Tienes necesidad de comer dulces. Te avergüenzas, y sólo por sentirlo, y hacerlo, te sientes fatal. Sabes de antemano, y éso te reconforta, que todo cuanto comas, saldrá de la misma forma que entró.

6º Vomitas. Sientes que has cumplido con tu DEBER. Te sientes menos hinchada, menos llena, menos sucia, pero a la vez sientes cómo la enfermedad ha vuelto a atacar, y tú no has podido hacer nada por evitarlo. La bulimia te ha vuelto a vencer.

7º Sentimiento de culpabilidad por haber comido dulces. Por haber devuelto después. Por no haber vencido ese instinto. Por saber que tal vez hayas engordado, por haber cometido esa tontería.

En este segundo ingreso conseguí, que el punto 4º al 7º, no fuese problema para mí. Había conseguido muchas cosas. No todas las anoréxicas vomitan, unas porque no saben, y otras porque ni se les ha pasado por la cabeza. No todas han utilizado laxantes ni diuréticos, pero la gran mayoría sí.

La mayoría de las bulímicas, vomitan, salvo las que no saben hacerlo. Escuchas verdaderos dramas, que nadie, por más que lo intente, si no está metido en ello, puede llegar siquiera a sospechar.

Tienes que encontrarte moralmente muy fuerte para escuchar a tus compañeras cómo empezaron con la enfermedad, ya sea anorexia, bulimia o ambas.

Algunas lo hicieron porque "alguien", sobre todo si ése "alguien" era un chico, había hecho un desafortunado comentario hacia su físico. Otras por la obsesión de perder esos dos o tres kilos de más, que eran el problema y tormento de siempre. Otras por los nervios de los exámenes. Era más importante estudiar que comer. Algunas, como yo, por encontrarse mejor.

Debo decir que cuando tienes bastantes kilos de más, hay gente, que sabe ser muy perversa, que te da donde más te duele, y decides que ya basta, que no deseas oirles más, que quieres sellar sus bocas de una vez por todas y, para siempre. Otras ni siquiera saben como cayeron en la anorexia.

Engañas a tus padres, escondiendo la comida, tirándola cuando no te ven, diciéndoles que ya has comido, cuando no es cierto. Pones en común tus vivencias, y descubres trucos que jamás llegaste a imaginar, que ni se te pasaron por la cabeza.

Las distintas formas que cada una tenía de adelgazar. Siempre aprendes alguna más, aunque sabes que no podrás ponerla en práctica. El sentimiento de fracaso que sientes al no poder vencer la enfermedad. El saber que es algo superior a ti.

La impotencia que sientes al mirarte una y otra vez al espejo, y ver siempre esos kilos de más, que todo el mundo dice que no tienes, y que tú los ves constantemente.

Llega a ser una verdadera comedura de coco, ¿a quién debes hacer caso? ¿al médico, familiares y amigos..., o al espejo?. Hasta que no lo decides puedes llegar a volverte loca.

El dolor, que sabes estás causando a tus seres queridos, es una de las cosas, a la que mayor importancia damos. Sabemos que ellos pasan por la enfermedad, de forma distinta, pero deben aprender a tener paciencia, comprensión, ...

Las ganas de salir de la enfermedad es común en todas, salvo en aquellas chicas que no llegan a aceptarla.

El lazo que llega a establecerse entre nosotras, resulta incomprensible para los doctores. Tienen la idea de que al reunirnos, contarnos nuestras cosas, referentes a la enfermedad, resulta perjudicial. La mayoría de las veces no es así. La unión existente con otra anoréxica o bulímica es increíble. Muchas veces los doctores no pueden entender, por más que se empeñan, y se esfuerzan.

Una compañera te comprende siempre. Puede que no comparta tus criterios, que no esté de acuerdo con la actitud que estás tomando ante la enfermedad, pero siempre tendrás su apoyo, su consejo, una mano amiga a la que aferrarte cuando flaqueas.

Sí, debes apoyarte, relacionarte, sincerarte totalmente con tu médico. Al médico le ves durante escasos instantes, una vez cada equis días. A tus compañeras las ves diariamente, las 24 horas del día. Les cuentas tus intimidades, tus planes futuros, una vez hayas vencido la enfermedad, lo duro que resulta aceptar mantenerte en el peso en el que el doctor considera debes estar. Lo eternas que se hacen las comidas y los reposos obligados, las ganas inmensas de dar una vuelta, pasear por las cercanías, si tienes salidas, de volver a tu vida diaria... de volver a encontrarte, a ser nuevamente tú.

Es verdad, que si una compañera se encuentra "débil" mentalmente, y le cuentas todo lo que pasa por tu cabeza, quizá no le hagas ningún bien, pero nosotras sabemos de sobra a quién podemos confiar todo o parte de nuestros problemas. Éso es algo que ni los médicos saben. Nuestra intención es ayudarnos las unas a las otras, aunque sabemos, que ÉSO no siempre es posible.

Nuestra relación no se rompe una vez sales de la clínica. Con algunas se pierde más el contacto, con otras apenas lo tienes, pero siempre te acuerdas de ellas, y les deseas, sinceramente, que todo les marche bien y que comiencen a ser felices.

Capítulo IV

PROCESO DE CURACIÓN

PRIMER PASO PARA LA CURACIÓN ACEPTACIÓN DE LA ENFERMEDAD

Una vez has salido de la clínica, te encuentras perdida. No sabes qué hacer, a dónde ir, no tienes ganas de salir de casa.

Te has mentalizado ya, que te esperan duras pruebas que debes solventar de la mejor forma posible. La familia y los amigos, son, en este momento, imprescindibles.

Necesitas todo el apoyo que puedas encontrar. Rodearte de personas que comprendan tu enfermedad, aunque sea mínimamente.

En toda enfermedad de tipo psicológico, lo primero que uno debe hacer, si quiere curarse, es aceptar que tiene la enfermedad. No merece la pena preguntarse el por qué te ha tocado a ti y no a otro. Sólo si sabes lo que tienes, si conoces en profundidad tu problema, podrás salir airoso de él.

El primer paso que deben dar todos los enfermos de este tipo, es la ACEPTACIÓN. Hasta que no llegan a este punto, poco o nada puede hacer el doctor por ellos.

SEGUNDO PASO
ACEPTACIÓN DE LA AYUDA PROFESIONAL

Cuando descubres que algo en tu interior no funciona bien y sabes que éso no es algo normal, y que no puedes explicar, que no encuentras la forma de atajar, llega el momento más temido, más costoso. El momento de pedir ayuda. Esa ayuda no puedes pedírsela a cualquier amigo o conocido.

Debe ser AYUDA PROFESIONAL. A mí me costó muchísimo llegar hasta aquí. Aceptaba que me ocurría algo y que necesitaba ayuda, pero de ahí a tener que ir a la consulta de un médico especialista en psiquiatría, había mucha diferencia.

Me sentí muy rara en mi primera consulta, pero es cierto que la incomodidad que sientes cuando estás frente a frente con el doctor, va disminuyendo hasta llegar a la plena confianza, ya que te das cuenta que es la única ayuda posible.

TERCER PASO
PONER EN PRÁCTICA LA AYUDA RECIBIDA

Cuando llegas a confiar plenamente en tu médico, todo resulta mucho más fácil, menos penoso. La ayuda que recibes puede ser en forma de medicinas, no siempre es necesario ingresar.

A veces se tiene la gran suerte de detectar la enfermedad a tiempo, y todo el proceso del ingreso es innecesario. Es muy incómodo tomarse todos los días las mismas pastillas. Tardan en hacer su efecto, y hasta que éste no llega, crees que no te están haciendo nada, y dejas de tomarlas. GRAN ERROR.

Si la ayuda es mediante el ingreso, cuanto antes se realice el mismo, más fácil te será adaptarte al nuevo modo de vivir con compañeras, enfermeras, y otros enfermos...

Cuanto menos pienses dónde te metes, mejor. El concepto que se tiene muchas veces de una planta psiquiátrica, es totalmente erróneo. Yo lo comprobé. No solo para mí, sino también para otras pacientes, que entraron muy asustadas, a tientas, sin saber lo que se iban a encontrar, y con el tiempo reconocieron que no era ni mucho menos como ellas se lo habían imaginado.

A veces, tan sólo debes acudir a la consulta cada cierto tiempo, para que el médico vea tu evolución, para que puedas hablar con él. Con suerte, será lo único que necesites.

CUARTO PASO
FUERZA DE VOLUNTAD Y PERSISTENCIA

No dejar de luchar nunca por mucho que caigas, una vez tras otra, en los mismo fallos. Llegará el día en que esos errores no los cometas, y será tu pequeño gran logro.

Hace falta toda la fuerza de voluntad que puedes sacar para que la lucha del día a día sea menos dolorosa, con más probabilidades de ganar una de las muchas batallas que aparecerán, y surgirán durante todo el proceso de curación. Caer y levantarse. No dejarse vencer.

Lo que está en juego es lo más importante por lo que una persona puede luchar, la vida, el futuro, la felicidad y la autoestima.

Capítulo V

RECAÍDAS

COMO AFRONTAR LAS RECAÍDAS

Es muy difícil no tener ninguna recaída. Para ello has debido concienciarte plenamente que debes salir de la enfermedad. Tu vida debe continuar. Tienes enormes ganas de vivir. No quieres volver a pasar por el mismo tormento. Aún y todo el porcentaje de recaídas, por lo que comprobé, es altísimo. No quiero desanimar a nadie. Pero tampoco quiero engañarles. Yo, de momento he recaído una vez, pero, sin necesidad de ingreso.

Durante el día, y en algún momento, cometes un pequeño error. Sabes que no deberías cometerlo. Es de lo más normal.

Nadie ha dicho que salir de esto sea fácil y rápido. Es todo lo contrario. Más que fijarte en los fallos, debes tener en cuenta los logros que realizas diariamente. Poco a poco irás cometiendo menos errores. Estarás más contenta porque irás viendo como todo el esfuerzo realizado va dando su fruto.

Lo más normal es que tengas depresiones, de las que es muy difícil salir. Debes tomártelo con tranquilidad, o acabarás hundida totalmente. Llevo casi tres meses fuera de la clínica, y durante ese tiempo he pasado por varias y fuertes depresiones, de las que pensé no iba a salir. Me apoyé en mis escritos, en lo que dentro de la clínica apunté, pensando que un día me serviría, y ese día llegó.

Lo principal para volver a levantar cabeza es que no deseas volver a ingresar, no pasar otra vez por el proceso de ponerse la sonda. La experiencia y los recuerdos que sabes, tardarán en pasar al olvido. Yo no quiero olvidar. Deseo recordar todo lo mal que lo he pasado y lo estoy pasando, para no dar un paso hacia atrás en la curación.

Debo acordarme de las chicas que se encontraban peor que yo, que llevaban muchos años metidas en la enfermedad, darme cuenta que éso no es lo que yo quiero.

Capítulo VI

AYUDAS RECIBIDAS

LA PRIMERA AYUDA DE MIS PADRES

Yo no quería, ponía pegas, buscaba excusas. Luego se demostró que fue lo mejor que me pudo ocurrir. Convencerme, no del todo, que necesitaba visitar a un médico y contarle lo que me sucedía. Si no hubiese ido a esa consulta probablemente hubiese acabado también en la planta de psiquiatría, una vez pasado por urgencias, debido a un posible desmayo, un malestar, u otra tontería. En mi caso fue muy importante, por los kilos, las fuerzas, y las ganas que tenía de salir adelante que me impulsaran a tomar esa decisión.

Tuve la suerte de contar con la ayuda de mis amigas, que hacían turnos para visitarme, ya que casi todas ellas estudiaban en Universidades de Pamplona.

Es cierto que en lo peores momentos descubres quiénes son tus amigos y quiénes no. Yo tuve una inmensa suerte. No les asustó el que yo estuviese en ésa planta, el que me pusieran la sonda, el aspecto de algunos de mis compañeros... fueron amigas de verdad.

Me daban consejos, me animaban, me hacían sentir que era alguien. Alguien querido. No me imagino como lo hubiese pasado sin el apoyo de mis padres, familiares, amigos y amigas. Sé de gentes que no tuvieron este apoyo. Es de lo más triste e inhumano.

El verse una sola en una clínica, sin poder salir, es algo que no se puede describir. Yo pasé una semana así, y hoy reconozco que no sé cómo pude soportarlo. Quieres tener noticias de los tuyos, contarles como te encuentras, pero éso no es posible.

A mí me vino muy bien el estar incomunicada con el exterior, tenía tiempo para mí. Descubres cosas de las que llegas a asombrarte.

Te descubres a ti misma, tal como eres, con tus defectos y con tus virtudes. De ahí a aceptarte va otro paso, que yo no he conseguido dar todavía. Tuve mucha suerte. Ingresé en este centro privado, pude permitírmelo. Sé de muchas anoréxicas/bulímicas que se encuentran solas, desamparadas, sin saber a dónde ir. Ninguna de ellas quiere ingresar en un psiquiátrico. Hacen falta más centros públicos especializados en estos temas.

Hay que tener en cuenta que cada vez son más los enfermos y menos las camas disponibles para estos pacientes. El ingreso en un psiquiátrico nunca es la solución. Las enfermedades mentales son muy distintas unas de otras y no creo que sea conveniente agruparlas todas en una misma planta. Cada enfermedad requiere un tratamiento específico, y una anoréxica/bulímica debe estar constantemente atendida, y éso en un psiquiátrico no me parece ni posible, ni adecuado.

Capítulo VII

INQUIETUDES

INQUIETUDES

Durante mi estancia en la clínica Universitaria de Pamplona comencé a pensar en cómo se podría erradicar esta enfermedad. Volví a escribir una carta al mismo periódico. Eso no me bastaba, no me llenaba. Necesitaba dar a conocer la experiencia por la que yo estaba pasando. Quería dar a conocer, a cuantas más personas mejor lo que era realmente la ANOREXIA y la BULIMIA. Sus consecuencias, la raíz de la enfermedad, hasta dónde podemos llegar, si no nos acogemos a esa ayuda tan esperada.

He oído hablar de chicas anoréxicas que quedan en coma, y a los días o meses… mueren. Morir por no querer comer. Morir por no querer ser gorda. Incomprensible.

A la gente ajena a la enfermedad, le resultará incomprensible. Yo soy anoréxica/bulímica y no lo entiendo. Sé que podría y puede llegar a pasarme a mí, pero no logro concebirlo, no quiero pensarlo, me aterra que me pueda pasar a mí, a mi hermana, a mis amigas, a cualquier persona conocida… y desconocida.

Porque nos veamos gordas, podemos llegar a preferir la muerte antes que aceptarnos como somos.

He visto a amigas encontrarse muy mal, en una situación penosa. En ese momento sientes una rabia e impotencia descontrolada. Te gustaría que modelos, artistas, publicistas, se pasaran, aunque sólo fuesen por unos instantes y comprobasen lo que directa o indirectamente, mucha de su propaganda llega a hacer.

Llega a mermar las mentes de miles y miles de jóvenes, con un futuro prometedor, y los convierten, casi casi, en simples vegetales. Jóvenes vegetales que reciben la comida con o sin sonda, reposan, hablan, si tienen ganas, van a dormir, y esperan que un día todo vuelva a la normalidad. Que se les encienda un poco la luz de la razón, y les indiquen el camino de la SALUD. Parece que ese día no quiere llegar nunca.

"MODISTAS BUSCAN MODELOS ANORÉXICAS"

......¿Os podéis imaginar cómo me sentí al oír esta noticia? Todavía hoy es algo que no llego a creerme. Si no hacemos algo, habrá más anoréxicas que gente sana. La moda es importante, dicen muchos. Las vidas humanas lo son aún más. Son irreemplazables.

Capítulo VIII

MI DIARIO

MI DIARIO

En mi primer ingreso encontré un medio de escape. Escribir.

Hoy me lamento de no haber dedicado más tiempo a poner mis pensamientos por escrito. Me habría servido como entretenimiento y tal vez como terapia. Aunque es una de las cosas que más me gustan, que más me atraen, no pasaba el tiempo suficiente en la habitación como para ponerme a escribir.

Lo único que escribía fuera de esa habitación eran cartas, y muchas veces, mi estado de ánimo me impedía empezarlas. A pesar de todo, hoy, una vez fuera, esos escritos han llegado a servirme de mucho. Espero que surta el mismo efecto en otras personas.

Voy a copiar en estas hojas lo que en su día escribí, encerrada en la habitación de una clínica, llena de miedo, e impotencia, cuando me sentía absolutamente sola.

JUEVES TARDE. 26-9-96
PRIMERA SEMANA DE INGRESO

He pasado ya la peor parte. Sitio nuevo, gente nueva, reglas nuevas.

No es como me lo esperaba.

El primer día estaba muy nerviosa, algo de lo más normal. Preocupada por saber quién y cómo sería mi compañera de habitación. Por saber, a la vez, cómo serían mis demás compañeras,los de mi misma planta. Te angustias pensando en el momento de salir de este lugar.

PRIMER DÍA

Para olvidar, salvo el buen ambiente que se respira.

SEGUNDO DÍA

Algo mejor de ánimos, conoces mejor a la gente, sales más de la habitación, tienes más trato con las enfermeras, en fin, es distinto: te vas haciendo al lugar.

TERCER DÍA

Similar al segundo. Cada vez tomas más confianza. Me cuesta, porque no hablo mucho, pero se me da bien escuchar.

CUARTO DÍA

Visita de los médicos. Nervios, nervios y más nervios. Te dicen que has perdido peso, tú no lo crees, pero si no te fías de tu médico…

Te dan de plazo hasta el miércoles para ponerte la amenazadora y temible sonda, éso te alegra el día.

Dicen que te van a dar medias mañanas, almuerzo consistente en zumo y normalmente en algo de fruta o yogur y un batido después de cenar. Si no podía antes con la comida ¿Cómo quieren que pueda ahora? Incomprensible.

Resto semana

Me doy cuenta de que aún estaré bastante tiempo aquí. Estoy en espera. El aburrimiento llena cada habitación de esta planta. La monotonía, cansa, y mucho. El reposo obligado, no lo llevo muy bien.

Llamar a las enfermeras cada vez que tienes que ir a hacer una visita al baño se lleva fatal. Cada vez se tienen más ganas de estar fuera. Paciencia. La suelo tener, pero se hace muy duro. Sigo en espera.

Visitas y llamadas, menos mal, me son permitidas. De las salidas, ni hablar. Todo llegará. Paciencia, una vez más.

Inspiración. Ilusión de emprender algo nuevo. Aquí te sobra tiempo, pero te faltan ideas. Espero salir pronto de aquí, y si además retorno a mi afición ¿qué más puedo pedir? Será fácil escribir sobre hospitales, clínicas, temas médicos, pero cuando se está aquí, pretendes olvidarte de todo ésto. Salga lo que salga, por lo menos paso el tiempo, y a la vez, me dedico a algo que tenía casi en el olvido, y que me apetecía muchísimo empezar. Hasta que me llegue la ansiada y deseada inspiración, con la que todo escritor sueña. Sólo se me ocurre hablar algo de la anorexia, la que conozco bien, aunque no la reconozco todavía como mi propia enfermedad.

Hay más gente con este problema de la que yo pensaba. Se oye hablar mucho sobre este tema, y cada vez más. Afecta a personas más jóvenes, personas como yo, que tenían ilusiones, esperanzas, pero que al pasar por todo ésto, éso queda en un segundo plano.

DÉCIMO DÍA

Ayer vino a verme mi familia. También mis amigas. Me encontraba bastante mejor de mi enfermedad. Estaba y estoy mucho más animada, pero como dice el refrán: "por la boca muere el pez".

Cometí errores normales, ya que no estoy curada. Dije que tenía ganas de llegar a lo 45,5 kg. que me exige mi doctora para quitarme la sonda. Comenté también que estaba dispuesta a hacer un gran esfuerzo y comer, si no toda, la mayoría de la comida que me ponían en la bandeja, pero a partir de ahí, comenzó mi primer fallo. Me avasallaron diciendo que tenía que comer de todo cuando saliera de la clínica, incluso, la carne y el pescado. Eso es algo que no pienso hacer, soy vegetariana por convicción, no por moda, o por querer ser más delgada. Ni mis amigas, ni mis padres, están dispuestos a asumirlo.

Empezaron a preguntarme por los primeros y segundos platos que comería en casa. Empezamos a hablar de las cenas que tenía pendientes cuando saliera. Me empezó a entrar miedo. Mucha comida en poco tiempo.

Decimoquinto día

Tengo claro que voy a salir de la anorexia. Me he dado cuenta que hay más cosas en las que pensar que en ir perdiendo kilos y más kilos. Porque tengo familiares y amigos que sufren al verme en este estado y porque por primera vez reconozco mi enfermedad.

Creo que gracias a mis padres, hoy estoy a tiempo y en el buen camino para salir de todo ésto. He tardado mucho tiempo en darme cuenta de lo que me ha ido pasando.

Empecé a adelgazar porque estaba gorda, y seguí adelgazando para demostrarme a mí misma y también a los demás, que era capaz de conseguir lo que quería. No sabía lo que quería.

Mi meta era ir adelgazando cada vez más y más y no recuperar los kilos perdidos. Cuando entré en la clínica no reconocía la enfermedad, hoy quince días después lo veo diferente.

Es una enfermedad muy dura, en la que la gente siente un miedo terrible a recaer. Yo me veo mejor que la mayoría de la gente que ha pasado por aquí.

Tengo una cosa clara,que con paciencia, valor y sobre todo con voluntad y ayuda, acabaré venciendo la anorexia.

Necesito salir de aquí, pero salir curada. No quiero salir gorda, pero sé que no es éso lo que los médicos quieren de mí. Quiero salir sin angustiarme a las horas de las comidas. Sin tener que ver la preocupación de mis padres reflejada en sus rostros, sin escucharles hablar entre ellos lo delgada y mal que me estaba quedando. Sé que ahora están tranquilos y éso me tranquiliza a mí también.

Al ponerme la sonda sufrí y me pareció injusto, porque veía a gente mucho más delgada que yo sin ella, y no lograba entenderlo. Hoy sé que con lo poco que comía y mi dieta vegetariana, me faltaban muchas proteínas (entre otras muchas cosas).

No todo es positivo. Es verdad que estoy más animada, y lo transmito a los demás, pero me falta la primera prueba, cuando me quiten la sonda. Se me hará muy duro el empezar a comer, pero voy a intentarlo. La segunda y definitiva prueba, será en casa.

Tengo ánimo, apoyo e incentivos.

Lo he pasado una vez. De mi parte está no pasarlo una segunda.

Último día

Veintinueve días. Tan sólo 29 días han bastado para cambiar la vida; mi carácter, mi forma de pensar, mis aspiraciones e ilusiones... y mi futuro.

He salido con una mentalidad totalmente distinta a la que tenía al entrar.

La vida se observa con otros ojos, la aprecias más que nunca, aprendes a vivir.

Te enorgulleces. Has conseguido vencer una enfermedad tan peligrosa y mortal, como es la anorexia.

Te haces fuerte. Te sientes viva.

Intentas transmitirlo a los demás. Que sigan tus pasos, tus consejos. Unos lo harán, otros no razonarán.

Sabes que no todos salen de la anorexia, que muchos no lo consiguen, tú lo has hecho. Yo vencí la anorexia y hoy estoy aquí para contarlo.

Una vez fuera

Un día algo en mí cambió.
No sucedió de forma inesperada.
Fue la suma del día a día.
Ahí comenzó todo.
Hizo su aparición la temerosa Anorexia.
Yo iba adelgazando, bajando tallas,

no cabía de gozo en mí.
Después de tantos años, tantas dietas,
perdía peso, estaba ilusionada, radiante de felicidad.
Poco o nada sabía yo por entonces que podía
llegar a costarme la vida,si no me controlaba
...y no lo hice.
El peso no engañaba,
cada vez estaba "menos gorda", nunca delgada.
Los espejos se hicieron mis enemigos. Ya lo eran antes
ahora eran peores, eran engañosos, traidores, deformes.
No sabía, no quería, no podía parar.
No bastaba haber perdido 30 kg.
Seguía estando gorda.
Todos lo negaban, pero yo estaba cegada.
En mi mente, yo conservaba, si no todos esos kilos,
si gran parte de ellos.
No razonas.
Tú que siempre fuiste realista,
que te creías muy lista,
caíste en la trampa.
Caíste en la anorexia.
Enfermedad cruel donde las haya,
incomprensible para todos,
ni siquiera para nosotros/as, los anoréxicos/as,
tiene sentido.
Te dicen que estás muy delgada,
tú te ves gorda.
Te dicen que debes comer,
tú lo evitas.
Te llevan al médico,

tú lo temes.
Te ingresan,
tú no quieres.
Ojalá no sea demasiado tarde…

Un día cualquiera

Hoy 29 de Noviembre, me siento mal. La enfermedad ha atacado, ha sido dura, cruel, despiadada. He vuelto a salir victoriosa.

¿Cuántos días me quedan como éste?

Quiero que esto se acabe. Quiero ser feliz. Creo merecérmelo. He luchado por ello. Me siento hundida, sola, en medio del mundo. Me encuentro perdida, desorientada. Quiero ser feliz. Ojalá lo logre algún día. Ojalá.

Primera recaída
bulimia

Creí que me estaba curando,
que mi lucha llegaba a su fin,
que paso a paso, te iba ganando terreno.
Era una simple ilusión, un equívoco.
Ha vuelto. Esta vez con más fuerza, más ímpetu.
No la esperaba. Me has vencido.
Me has pillado desprevenida, débil, deprimida, me he sentido… IMPOTENTE.
Gané una batalla, perdí otra.
Me siento hundida, humillada, destrozada.

Eres cruel, despiadada, cobarde.
Amenazas a los más débiles, desprotegidos, sensibles,
Hieres a la gente.
Destrozas familias.
Niños y jóvenes se postran a tus pies.
Eres poderosa,
juegas con las personas,
te ríes de ellas, las deformas,
nos haces ver y sentir cosas irreales,
nos sentimos incomprendidas, marginadas,
... SOLAS
Es una lucha interior muy fuerte,
sabes cómo y cuándo atacar.
Nos haces sentir temor, miedo.
De nuevo, nos vemos SOLAS.
Sé que acabaré venciéndote,
que saldrás de mi vida,
Sé que nunca te olvidaré.
Quiero recordar. Necesito recordar.
He vivido momentos que creí malos,
no fueron nada comparados con los de ahora.
Me siento perdida, confundida, ofuscada.
Pensé que lo peor había pasado ya.
No fue así.
Lo peor lo estoy pasando ahora,
lo estoy combatiendo... SOLA.
Algún día sanaré,
ahora sé que tardaré,
me costará, pero lo lograré.
Hoy me vences tú,
mañana lo haré yo.

Hoy no me rindo, no me rendiré nunca.
La batalla continúa...
hasta que logre poner fin,
a ésta mi pesadilla.
Me das miedo,
me causas pavor,
quiero que ésto acabe,
que acabe ya.
No será así,
será costoso, duro y largo.
Debo aceptarlo,
no quiero ni puedo rendirme.
Si yo lo hago, otras lo harán también,
han confiado en mí,
y no puedo fallarles.
Pero sobretodo, me lo debo a mí misma,
debo ser más fuerte que tú.
Y eso sólo se consigue de una forma:
"GANAS DE VIVIR"
Sé como vencerte,
sólo tengo que quererlo,
tengo que elegir la vida.
Es así de simple:
¡Debo vivir!
... Así de simple ...

Abril 1997

He pasado varias semanas dando rienda suelta a la enfermedad, dejando que una vez más, se apodere de mí. Me ha dejado totalmente hundida, en un sofá, en una habitación, en una casa, viendo "sin ver" cómo pasa el tiempo, tan apreciado y querido por todos, tan inútil e incómodo para mí. No estoy acostumbrada a derrumbarme tantas veces, y menos aún, a levantarme de esas caídas, que cada vez se hacen más frecuentes y dolorosas.

No sé como no sangro de tanto llorar. Jamás eché tantas lágrimas por nada ni nadie, salvo en una excepción.

Mi corazón está sumergido en un mar de lágrimas, cada gota es sangrante, es una parte de mí, que es arrancada, es una deuda que tengo conmigo por haber vuelto a fallar.

Mi mente ya no quiere funcionar, no quiere pensar, no quiere recordar, trato de mantenerla dormida, pero ya no me funciona. Es hora de despertar. De "calzarse las botas" y volver al trabajo, volver a la vida, de donde nunca debí despegarme, por la que debo luchar, afrontar todos los nuevos retos que se ponen en mi camino.

He estado a punto de volver a ingresar.

Lo sé. No quiero que éso ocurra.

Necesito elegir nuevamente. Esta vez sin equivocarme

¿Debo perder más kilos?

¿Estar más agobiada, angustiada, deprimida, triste, irritable ?

¿Para qué?

¿Acaso voy a conseguir algo con éso?

Estoy perdiendo días preciosos, aquí encerrada, “enjaulada” voluntariamente. ¿Tiene eso sentido? Se supone que soy joven, que debo amar la vida, apreciarla, desearla, dar gracias por el nuevo día, el nuevo amanecer que se me permite ver. No lo entiendo. Tengo las ideas claras. Sé lo que quiero hacer, cómo hacerlo.

¿Qué falla? ...

¿Miedo a la vida, tal vez?

¿No soy acaso merecedora de ella?

¿Qué debo hacer entonces?...

¿Esperar que ocurra algo?

¿Son estas palabras de alguien que debe ingresar en la planta de psiquiatría?

Uno, dos, tres kilos más ... ¡Horror! Todo el mundo coge alguna vez unos kilos de más. A diferencia de ellos sé, porque lo he comprobado, que puedo adelgazarlos y que debe hacerse de forma lenta, segura y con control médico.

Predicar con la palabra es muy fácil, pero con los hechos...

Todo es comenzar. Dar el primer paso... hacia la vida.

Capítulo IX
CONSEJOS Y ADVERTENCIAS

A LOS ENFERMOS DE ANOREXIA Y BULIMIA. CONSEJOS

Podría daros muchos consejos, aunque son pocos los que llegan a aceptarse.

1º *Paciencia,* calma. Todo lo malo llega a su fin. De ti depende el final de tu pesadilla. Tú eres la protagonista, la guionista. Ponle fin. Tú decides tu final.

2º *Sinceridad,* con tu médico, padres, amigos.... Debes ser sincera con una persona... contigo misma.

No intentes engañarte, es lo peor que puedes hacer.

3º *Fuerza de voluntad,* ganas de vivir, coraje, todo eso y mucho más deberás tener. Ponerlo todo en práctica, sacarlo de lo más hondo de tu corazón, y luchar afanosamente por salir victoriosa.

4º *Mirar al futuro,* buscarse objetivos, ilusiones, aficiones, distracciones,... es una de las cosas más importantes.

No debes quedarte en casa pensando, recordando. Sal, distráete, siente ese olor tan especial, el olor a vida, déjate atraer por él, siéntelo, disfrútalo, vívelo.

Es una enfermedad muy, muy lenta. Tendrás días malos, días peores y con suerte, también tendrás días buenos.

1.º No quieras correr. Disfruta de tus logros. Toma nota de tus fallos, y recuérdalos para la próxima vez... o la siguiente...

2.º Las recaídas son normales. No te sientas fracasada, hundida, la anorexia tiene cura pero como todo lo bueno, se hace esperar.

3.º No dejes de comer, beber, salir, divertirte, leer, escuchar música, ir al cine... por creer que estás gorda. ¿No te parece absurdo? Sé que cuesta, pero al menos, inténtalo.

A LOS FAMILIARES MÁS CERCANOS. CONSEJOS

Necesitamos saber, aunque os parezca extraño, que nosotras no tenemos la culpa de padecer esta enfermedad. Que no la hemos estado buscando. Nos sentimos culpables de haceros sufrir y no poder remediarlo. Cuando se amanece a un nuevo día, no sólo amaneces tú, amanece la enfermedad y tú (vamos unidas), nos sentimos culpables de llorar sin motivo aparente,.... Necesitamos vuestro cariño, comprensión, amor, paciencia, consejos, apoyo... saber que si tenemos un pequeño desliz no nos vais a reñir, al contrario, vais a alentarnos para que no nos vuelva a suceder.

Sois parte muy importante en la curación. Nosotras llegamos a pensar más en el sufrimiento vuestro que en el nuestro propio. Nos parece injusto que tengais que pasar por esto... A nosotras nos queda un largo camino lleno de piedras, de obstáculos, de peligros, de angustias, y al fondo... la ansiada, buscada y desesperadamente deseada...... CURACIÓN...... SALUD.

ADVERTENCIAS

Nos encontramos muy sensibles, todo nos influye, todos los problemas los hacemos nuestros.

Debeis recordarnos que lo primero es curarnos, luego ya tendremos tiempo suficiente de ayudaros, de devolveros el favor, de volver a ser lo que éramos, aunque nuestra mentalidad cambie, de volver a integrarte otra vez en la familia, en el grupo de amigos, en el trabajo, en los estudios. Hace falta mucho tiempo y fuerza para hacerlo. Más que nunca necesitamos vuestra paciencia y comprensión.

Capítulo X

Me gustaría haber terminado diciéndoos que me he curado. Que todo quedó atrás. No es así.

Hoy, 30 de Abril de 1997, todavía padezco la enfermedad. He hecho grandes logros, sobretodo respecto a la bulimia. No me pego atracones, ni vomito, ni pienso constantemente en dulces, ni me levanto a las noches a comer.

Con respecto a la anorexia, los logros son menores. No vomito, intento realizar todas las comidas con las cantidades que yo considero apropiadas. Me peso dos veces al día, al levantarme y al acostarme. Tengo un peso fijo marcado en la cabeza, 46 kilos.

Sé que, a partir de ese peso hacia abajo, corro gran peligro de volver a ingresar. Acepto los 46,5 kg. Veremos si vamos, poco a poco subiendo. Quiero llegar a probar algo que no logro comprender.

Según los doctores, cuanto más peso vas recuperando, te vas viendo y sintiendo mejor, hasta llegar a verte tal cual eres. Debo llegar a los 50 kg. entonces veré si es cierto o no lo que dicen.

Las depresiones, constantes hasta hoy, he logrado combatirlas. Pienso en mis amigas. ¿Por qué no puedo disfrutar como ellas?. Yo las acepto y las quiero, tal como son. ¿Por qué yo no logro aceptarme?.

Las anoréxicas tenemos muy poca autoestima, muy bajo concepto de nosotras. Nos creemos poco importantes. Casi un estorbo. Alguien totalmente insignificante. Con muchos complejos. Éso es algo que hay que trabajar. Yo estoy en ello. He expuesto aquí mis ideas, mis sentimientos, mis deseos y mis intenciones. Me merezco un poco de la famosa autoestima. Mi deseo es haber hecho algo positivo, algo que haya merecido la pena. A mí, a pesar de mis sentimientos, me ha servido de mucho. Página a página, he aprendido cosas de mí que no las sabía. Que las tenía ocultas.

Ojalá, llegados a este punto, haya hecho reflexionar a más de uno, y haberle hecho comprender, esta inexplicable enfermedad.

Hoy, nuevamente me siento orgullosa de mí. Aunque este libro no vea la luz, ha merecido la pena escribirlo.

Este libro representa todos mis sufrimientos, mis experiencias, mi amarga lucha contra la Anorexia y la Bulimia. En él se reflejan los peores momentos vividos, y los mejores momentos en los que tuve el apoyo de mis familiares y de mis amigos.

Espero ver cumplida mi frase preferida.

SI TU QUIERES, PUEDES

... estoy en ello.